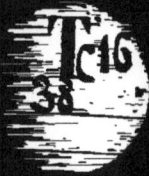

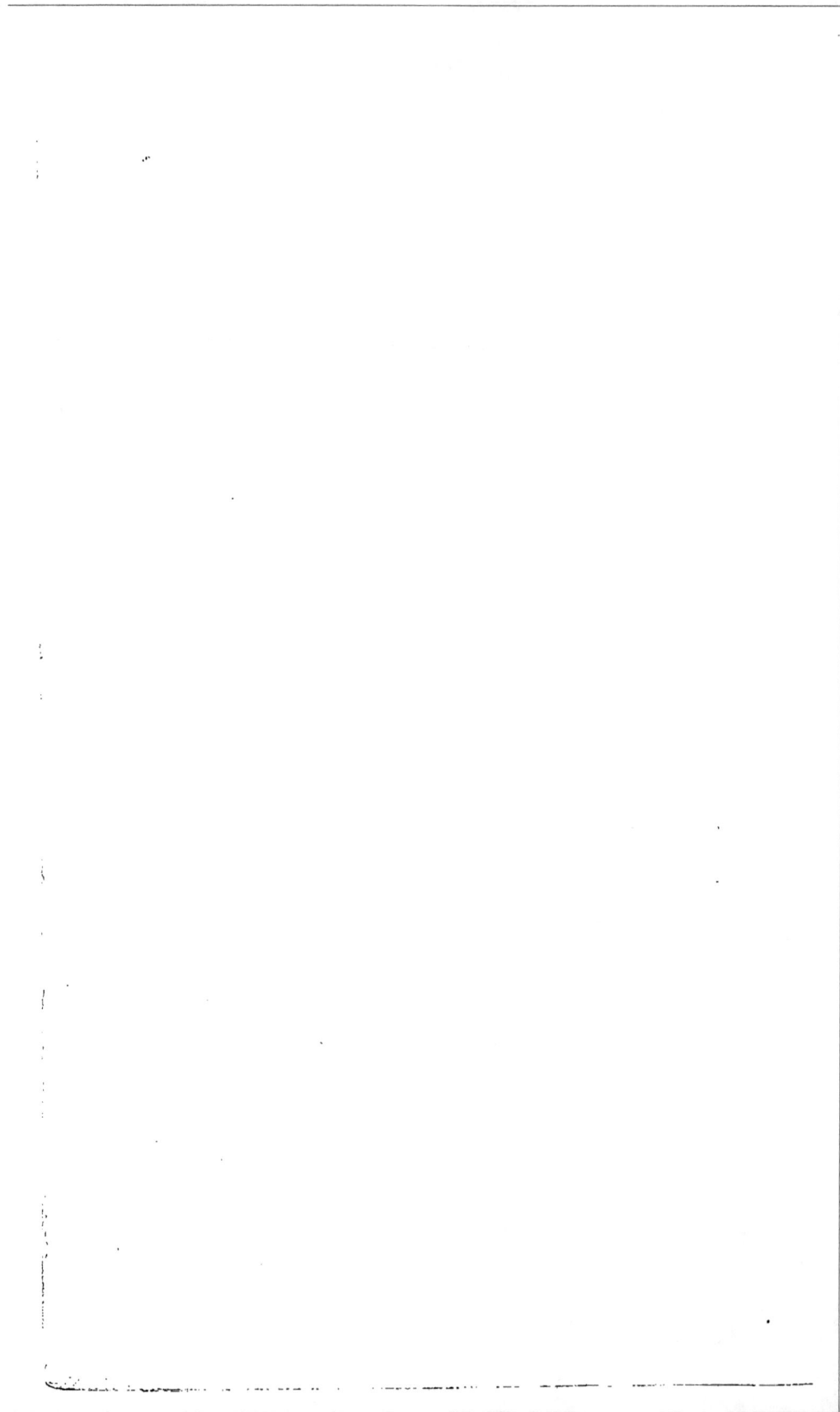

QUELQUES CONSIDÉRATIONS

SUR

LA GYMNASTIQUE

AU POINT DE VUE

DE L'ÉDUCATION, DE L'HYGIÈNE ET DU TRAITEMENT DES MALADIES

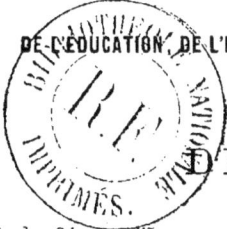

DISCOURS

PRONONCÉ

A la Séance d'Inauguration de l'enseignement de la Gymnastique
dans la ville de Clermont-Ferrand

PAR

Le Docteur A. BLATIN

Professeur suppléant à l'École de médecine de Clermont
Médecin de l'Hôpital général

CLERMONT-FERRAND

TYPOGRAPHIE G. MONT-LOUIS

Rue Barbançon, 2

1876

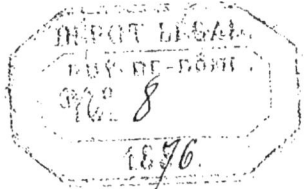

OUVRAGES DU MÊME AUTEUR

Recherches sur la Typhlite et la Péri-typhlite consécutive. — Paris, GERMER-BAILLÈRE. 1868.

Recherches physiologiques et cliniques sur la Nicotine et le Tabac, précédées d'une introduction sur la méthode expérimentale en thérapeutique. — Paris, GERMER-BAILLÈRE. 1870.

Contribution à l'histoire de la Variole. — L'épidémie de 1870-1871, spécialement observée au camp de Clermont-Ferrand. — Lyon, Aimé VINGTRINIER. 1873.

La Fève de Calabar et son alcaloïde l'Esérine. — Actions physiologiques élémentaires de l'Esérine. — Les indications de son emploi dans le traitement des accidents strychniques, du tétanos, de la chorée et de la paralysie agitante. — Paris, 1875.

QUELQUES CONSIDÉRATIONS

SUR

LA GYMNASTIQUE

AU POINT DE VUE

DE L'ÉDUCATION, DE L'HYGIÈNE ET DU TRAITEMENT DES MALADIES

MESSIEURS,

Ce n'est pas une circonstance ordinaire, un événement banal, que l'inauguration dans cette ville de l'enseignement de la Gymnastique. C'est un acte d'une importance capitale, car il est la revendication publique et légitime des lois physiologiques, trop longtemps méconnues, qui régissent la nature humaine. C'est à ce titre qu'il appartenait à un médecin d'en établir ici le premier la signification véritable.

L'homme se doit à lui-même deux éducations : celle du corps et celle de l'esprit ; et, lorsqu'on considère les soins, les efforts qui se consacrent de nos jours aux perfectionnements de l'esprit, on ne peut s'empêcher d'éprouver un étonnement profond en présence de l'indifférence et de l'abandon presque complet où nous avons laissé tomber l'éducation du corps. — « Ce n'est pas un corps, a dit pourtant Montaigne, il y a déjà longtemps, ce n'est pas une âme que l'on dresse; c'est un homme; il n'en fault pas faire à deux. » Expression heureuse d'une vérité depuis longtemps formulée dans le *mens sana in corpore sano* des anciens.

L'homme, en effet, est un ensemble qui, pour être parfait, doit se développer d'une manière harmonique; et c'est une erreur, qui a joué un rôle plus considérable qu'on ne le pense dans tous nos désastres politiques ou sociaux, de croire que les facultés de l'esprit sont absolument indépendantes de celles du corps et peuvent se perfectionner librement au milieu d'un organisme débile et incomplet. C'est pour avoir cru qu'on pouvait impunément étioler l'enfance par les systèmes arriérés d'éducation qui sont presque partout encore en vigueur; c'est pour s'être faussement figuré que, dans une civilisation aussi perfectionnée que la nôtre, un cerveau bien développé pouvait suffire amplement à toutes les circonstances; c'est enfin pour s'être persuadé sans raison que le culte de la vigueur physique, bon pour les peuples antiques, n'était chez nous qu'une perte de temps qu'il fallait sagement savoir éliminer, que nous sommes arrivés, par une série successive d'outrages de plus en plus grossiers aux lois immuables de la nature, à préparer et à élever des générations spirituelles sans doute, intelligentes peut-être, mais à coup sûr délicates, nerveuses, maladives et merveilleusement disposées à subir toutes les impressions malsaines, morales ou physiques, qui les entourent et dont elles sont incapables de se garer.

Cette indifférence coupable pour l'éducation du corps, que professent encore aujourd'hui la plupart des hommes de notre pays, a d'autant moins d'excuse que personne n'ignore maintenant l'influence qu'eut cette éducation sur le perfectionnement des peuples de l'antiquité, influence que les exemples contemporains qui nous viennent de l'étranger confirment encore chaque jour. C'est à cette éducation, qui fit la Grèce antique telle que nous la connaissons, resplendissante de force, de beauté, d'intelligence et d'esprit, que les Romains demandèrent l'énergie nécessaire à la conquête du monde. C'est par elle que, de nos jours, nos implacables ennemis trouvèrent, après trois quarts de siècle, la résistance, la discipline et le courage qui leur avaient manqué à Iéna.

Le corps du reste, bien mieux encore que l'esprit, se prête, d'une façon merveilleuse, au perfectionnement et à l'éducation. Cette tendance précieuse, cette malléabilité singulière, se révèlent, d'une manière frappante, dans ces procédés de la zootechnie moderne qui modèlent en quelque sorte à leur gré les animaux domestiques. C'est ainsi qu'armés de l'éducation, comme un sculpteur l'est de son ciseau, les successeurs de Bakewel, ce *Michel Ange de la chair* comme on l'a ingénieusement appelé, peuvent tailler dans les types animaux, ajouter, supprimer, changer ou renverser les proportions et fabriquer de toutes pièces, pour l'adapter à certaines fins, un animal qui porte ainsi, mieux que n'importe quel monument de pierre, l'empreinte du génie de l'homme.

Sous cette impulsion toute-puissante, l'infime tarpan des plaines tartares a pu donner naissance à ces races de chevaux si diverses qui couvrent actuellement la surface du globe. Depuis le poney nain du Shetland ou du Japon jusqu'au cheval géant des brasseries de Londres, tous en effet reconnaissent une origine commune avec ces animaux sauvages, indomptables autant qu'inutiles, qui errent encore en si grand nombre dans l'immensité des steppes asiatiques. — Du chacal, ce pirate des régions inhabitées, on a pu faire sortir ces races de chiens si variées de formes et de taille que nous voyons se multiplier autour de nous. — Chez tous les êtres, plantes ou animaux, soumis à l'éducation de l'homme, les modifications les plus étranges s'opèrent avec une telle rapidité que les esprits les moins vulgaires demeurent parfois confondus devant de pareils résultats. N'est-ce pas à volonté que, chez le bœuf par exemple, nous faisons développer les organes du travail ou ceux de la boucherie, à tel point que l'animal ne devient plus, entre nos mains, qu'une sorte de pâte molle que l'éleveur façonne en quelque sorte à sa guise?

Certes, je ne veux cependant pas dire qu'à l'aide de la seule gymnastique il soit possible d'obtenir chez l'homme la rapidité de résultats que nous admirons dans l'élevage des animaux domestiques. Nous disposons, il faut le reconnaître, vis-à-vis des espèces animales, d'un modificateur puissant qui vient s'ajouter à l'exercice musculaire et qui nous est interdit lorsqu'il s'agit d'amender l'organisation physique de l'humanité. Avec la faculté de faire varier à notre guise les conditions de la reproduction, nous transmettons, en effet, à tous les êtres qui nous sont soumis les qualités qui nous conviennent, et, maîtres en quelque sorte des puissances organiques, nous créons même des espèces auxquelles la nature n'avait jamais songé.

Dans l'espèce humaine, la science ne peut former des unions à son gré. Elle ne peut même, hélas ! s'opposer à ces dépravations quotidiennes et funestes qui font que le phthisique s'expose à transmettre l'héritage mortel de ses souffrances, que le cancéreux greffe sur une tige bientôt sans vigueur l'affreuse maladie qui le ronge, que le scrofuleux ne frémit pas de donner le jour à un être presque fatalement destiné comme lui à une existence débile, à une mort précoce ou à une repoussante infirmité. Et même, lorsque le médecin s'élève contre l'insouciance immorale de la plupart des familles, lorsqu'il ne craint pas d'affirmer que, sous prétexte de considérations de convenances ou de fortune, l'union de deux êtres valétudinaires est un véritable crime contre la société et la race tout entière, c'est à lui qu'on impute l'immoralité, en l'accusant de confondre l'institution sacrée du mariage avec le croisement des espèces animales. Aussi devons-nous nous borner au seul modificateur qu'il nous soit possible de manœuvrer d'une façon complète et rationnelle : l'exercice musculaire. Mais là nous disposons encore d'une force puissante qui nous permettra, plus lentement il est vrai, mais d'une manière non moins certaine, d'obtenir les résultats admirables que procurent, chez d'autres êtres, un ensemble d'éléments qui ne peuvent s'appliquer à l'humanité.

Avec l'exercice musculaire méthodiquement appliqué, on restituera aux tempéraments bien doués leurs qualités naturelles, on réconfortera les organisations débiles, on détruira, dans leur source même, les germes malsains dont le développement troublerait plus tard l'harmonie nécessaire des organes, on diminuera ainsi, en un mot et d'une façon progressive, le nombre de ces individus viciés destinés à compromettre la vitalité des générations futures.

Il est une implacable loi de la nature, Messieurs, qui veut que chaque organe fonctionne pour le but qui lui est assigné. C'est la condition indispensable de son existence ; s'il y manque, il doit mourir, car c'est seulement dans son activité fonctionnelle que la nature prévoyante a voulu qu'il puisât les éléments de réparation qui lui sont nécessaires. Bien plus encore, tous les organes sont tellement solidaires que, lorsque quelqu'un d'entre eux remplit incomplètement ses fonctions, les autres en subissent indirectement la fâcheuse influence. L'organisme peut aisément se comparer à une machine compliquée avec ses moteurs, ses leviers et ses moyens de transmission. Or, le propre d'une machine dont un seul rouage est insuffisant est de s'user vite et d'éprouver des accidents nombreux : la machine animale n'échappe pas à cette loi. Tout vice d'organisation, si léger, si étranger au fonctionnement général qu'il puisse paraître, offre une prédisposition à une multitude d'accidents qui, s'engendrant les uns les autres, finissent par éclater violemment tôt ou tard. La symétrie organique n'existant plus, l'équilibre se rompt et la nature semble alors mettre autant de précipitation à détruire son œuvre qu'elle avait mis de soins à la former.

Ce qui est vrai pour les organes l'est peut-être plus

particulièrement encore pour le muscle ; sa santé, comme la santé générale, ne peut se maintenir sans exercice. Fait pour fonctionner, à un moment donné, avec une énergie puissante, il possède des moyens de réparation multipliés, et son activité même devient pour lui une source de force et de vie. Plus l'usure est rapide, plus abondante arrive la réparation, et, chose admirable, tout ce qu'il perd la nature le lui rend en excès. — Au moment de sa contraction, le sang, que le muscle a déjà dépouillé pour son propre usage de ses principes nourriciers, l'abandonne plus complètement et une nouvelle irrigation sanguine y afflue avec plus d'abondance. Les phénomènes intimes de la nutrition en reçoivent une activité plus grande ; et lorsqu'un exercice régulier ramène à chaque instant cet accroissement de vitalité, il en résulte bientôt un état permanent de prospérité organique. Les fibres plus nombreuses, plus résistantes, plus rouges, accumulent dans leurs interstices une immense quantité de sang et, par cela même, écartent d'une façon presque absolue toutes ces chances si redoutables de congestions intérieures auxquelles prédispose presque toujours un repos abusif.

Du reste, dès l'âge le plus tendre, un impérieux instinct pousse le jeune animal à faire fonctionner ses membres encore délicats. Dans le sein même de sa mère, ses soubresauts annoncent ses premiers essais et, du jour de sa naissance, ses cris, ses contorsions, ses gestes, le montrent enseignant à ses organes le rôle auquel ils sont destinés. Dès qu'il a échappé à cette délicatesse, à cette fragilité des premiers jours, c'est bien autre chose encore. Ce sont des efforts continuels pour agir, efforts parfois prodigieux dans leur infinité.

Et ces mouvements incessants ne sont interrompus que par le sommeil réparateur durant lequel se remplacent par des éléments plus puissants ceux que l'exercice vient d'épuiser. C'est ainsi, toujours agissant, exerçant incessamment ses forces, qu'il arrive à l'âge adulte, dans toute la vigueur et toute la beauté de sa race.

Comme, du reste, pour toutes les fonctions, la nature a eu soin de faire précéder l'accomplissement de celle-ci d'un sentiment de besoin et l'a fait suivre d'un état de bien-être, de satisfaction, de plaisir. Tout prétexte de mouvement est jeu pour le jeune animal ou pour l'enfant et vous le voyez toujours chercher avec ardeur l'occasion de remuer ses petits membres impatients. Le jeune animal qui reste morne dans un coin et qui, sans vivacité, ne cherche qu'à regagner son gîte, l'enfant qui, sans gaîté, voit les jeux de ceux de son âge et ne court pas s'y mêler, sont l'un et l'autre malades. Ils ont quelque chose en eux-mêmes qui blesse la nature; il leur faut des soins ou ils ne feront plus tard que des êtres incomplets et sans force, si jamais ils arrivent à l'âge adulte.

Si l'exercice musculaire est indispensable à l'enfant, il n'est pas moins nécessaire à l'homme fait, et celui dont l'apparence est la plus vigoureuse, comme celui dont l'aspect est délicat et débile, ont besoin d'une certaine dose de travail corporel journalier, sous peine de voir les muscles s'atrophier avant l'heure et de subir les conséquences désastreuses d'une pareille perturbation organique. Si l'on a pu dire, dans l'ordre moral, que l'oisiveté était la mère de tous les vices, on peut ajouter avec raison que, dans l'ordre physique, elle est la cause de la plupart des maladies.

Nous n'avons du reste qu'à regarder autour de nous les gens oisifs ou sédentaires qui se servent plus volontiers des muscles des autres que des leurs. Des chairs molles et flottantes, une imbécilité musculaire qui peut atteindre les limites les plus affligeantes, une inaptitude aux moindres efforts, tels sont les premiers résultats de cette fatale inaction. Puis arrive le cortége des susceptibilités organiques et des affections aiguës ou chroniques des membres et des viscères. Plus de résistance aux influences extérieures; le froid, le chaud, le sel et l'humide se disputent le pouvoir de les torturer. La goutte, la gravelle, les manifestations si variées du rhumatisme, le diabète, les névroses de toutes sortes et tant d'autres maladies dont l'énumération serait ici déplacée ou fastidieuse, s'accumulent à l'envi sur leurs organes débiles et y poussent une végétation luxuriante. On dirait l'arbre valétudinaire sur lequel des légions de parasites viennent installer leur demeure.

Les exercices en général, cultivés à temps, et plus particulièrement la Gymnastique, arrêtent l'éclosion de ces affections menaçantes et, quand on a eu l'imprudence de laisser ces dernières paisiblement se constituer, ils en interrompent d'abord le développement, en diminuent l'intensité, les soulagent presque toujours et le plus souvent les font disparaître. On trouve là des guérisons que l'on chercherait vainement dans les bocaux les plus profonds des officines. En sorte que l'on peut dire, sans crainte d'être taxé d'exagération, que la Gymnastique est non-seulement un merveilleux élément d'hygiène mais encore un des moyens thérapeutiques les plus puissants que nous possédions.

C'est en effet à la Gymnastique, Messieurs, de préférence à tout autre exercice du corps, qu'il faut s'adresser soit pour entretenir la vigueur naturelle des organes, soit pour réconforter les santés délicates, soit même pour obtenir la guérison d'un certain nombre de maladies. Elle seule possède cet avantage incomparable qu'elle est une méthode rationnelle d'exercices, et tout ce qui se fait en dehors d'elle a le grave inconvénient de développer exclusivement et au hasard un ou plusieurs groupes musculaires au grand détriment des autres parties du système locomoteur.

La danse, par exemple, produit des jambes énormes supportant un buste léger et grêle; l'escrime ne fait travailler qu'un nombre de muscles fort restreint et, si l'on ne s'applique à exercer à tour de rôle chaque bras, ne tarde pas à provoquer des inégalités de développement des plus disgracieuses; l'équitation donne aux jambes une courbure exagérée en dedans, aplatit les cuisses, arrondit le siége et fait grossir l'abdomen; toute habitude musculaire, toute profession, en un mot, donnent à ceux qui les cultivent une conformation et des allures spéciales, faciles à reconnaître pour un œil exercé, si bien que le médecin légiste peut le plus souvent lire sur un cadavre et même sur un squelette le métier que pratiquait l'individu pendant sa vie.

La Gymnastique au contraire conçoit un ensemble d'exercices qui permet de passer successivement et méthodiquement en revue chaque compartiment de l'appareil musculaire. Seule elle peut, à volonté, mettre en jeu le groupe physiologique qu'elle désire afin d'obtenir, sur chacune de ses parties, des résultats qui remplissent des indications spéciales. Grâce à sa méthode, elle s'applique aux adultes comme aux enfants, aux organisations vigoureuses comme aux santés débiles ou maladives et, pour tous, elle est bienfaisante. C'est parce que seule elle sait graduer le travail musculaire, qu'elle sait le faire varier avec régularité entre les limites les plus extrêmes, qu'elle le mesure, qu'elle le dose pour ainsi dire avec une précision merveilleuse en un semblable sujet. — En un mot et pour la définir en peu de termes, la Gymnastique est une méthode scientifique qui se base sur les lois de la structure et des fonctions de l'organisme, et dont le but est de former et de développer le corps humain.

Quoique ce ne soit point ici le lieu, Messieurs, de s'arrêter et de s'étendre sur les procédés au moyen desquels la Gymnastique contemporaine atteint le but qu'elle se propose, je crois cependant utile d'attirer un moment votre attention sur un côté important, quoique peu connu et souvent décourageant, de la méthode. Je veux parler de la courbature musculaire.

Il n'est personne certainement qui ne connaisse cet état douloureux des membres, cette sensation de brisement parfois intolérable et souvent accompagnée d'un mouvement de fièvre plus ou moins accusé, qui succède ordinairement à un exercice violent auquel on n'est point accoutumé. Qui n'a éprouvé de ces malaises après une longue journée de chasse, après les premières leçons d'équitation, d'escrime, de natation, de gymnastique? Mais, si chacun a connu d'une manière plus ou moins intime la courbature et ses douleurs, il est bien peu de gens, en y comprenant même la plupart des hommes du métier, qui se doutent du rôle singulièrement utile qu'elle joue dans la réparation des éléments musculaires, dans leur [développement, leur multiplication et l'accroissement de leur résistance et de leur vigueur. La connaissance de ce rôle important qui a pénétré déjà, dans quelques gymnases, à l'état imparfait d'une observation empirique, n'a jamais encore été signalée, que je sache, dans aucun des ouvrages sur la matière et elle est ainsi restée lettre morte pour tous ceux qui ont essayé d'éclairer des lumières de la science moderne cette question si importante de la rénovation du système musculaire par les méthodes gymnastiques.

Lorsque, pour la première fois, pénètre dans un gymnase un homme dont l'existence a toujours été à peu près sédentaire, dont les muscles, inhabiles aux efforts soutenus, sont accoutumés à une indolente oisiveté, les premiers exercices auxquels il est soumis provoquent bientôt de la fatigue. Si l'exercice continue néanmoins, — chose sur laquelle doit insister le professeur, — les muscles dépassent] bientôt la limite d'efforts dont ils sont capables, leurs fibres se mettent à souffrir; la courbature est constituée. Chacune de ces fibres est inapte désormais à remplir la fonction trop énergique à l'accomplissement de laquelle elle s'est épuisée. Elle va subir l'élaboration mystérieuse qui se passe incessamment au sein des tissus vivants et, organe devenu inutile, jetée dans le creuset des combustions organiques, elle sera bientôt expulsée au dehors pour faire place à des éléments plus jeunes et plus vivaces.

Cette usure et cette expulsion des fibres épuisées se trouve singulièrement favorisée par l'intense congestion sanguine que provoque l'exercice dans la masse même du muscle. L'augmentation considérable de la circulation locale, qui vient apporter au milieu des fibres elles-mêmes une quantité de liquide sanguin bien plus abondante que de coutume, y introduit ainsi non-seulement de puissants moyens de résorption pour les éléments qui doivent être rejetés, mais encore une source nouvelle de nutrition d'une incomparable énergie. En sorte qu'à la fibre qu'un effort exagéré pour elle vient de détruire, en succède une et même plusieurs autres dont la genèse et l'évolution sont faites dans une atmosphère nutritive nouvelle et plus active, et dont les qualités vont se trouver à la hauteur des nouveaux services qu'on doit exiger d'elles.

Il est aisé de comprendre maintenant, pour que les fibres puissent se régénérer avec profit, pour qu'elles augmentent en qualité et en nombre et que celles qui sont encore incapables ou débiles n'obstruent pas inutilement l'organe et soient immédiatement expulsées, combien il est important que la suractivité circulatoire, élément indispensable de ces heureuses modifications, soit entretenue soigneusement. Or, cet incessant et nécessaire appel de sang ne peut s'obtenir que par le renouvellement régulier de l'exercice et de l'effort musculaire. — Si malheureusement, obéissant à une tendance bien naturelle, on demande au repos le soulagement des premières courbatures, la circulation musculaire ne tarde pas à rentrer dans le mode accou-

tumé dont elle était momentanément sortie, elle re-
constitue des fibres en tout semblables aux premières
et le muscle n'a recueilli de cette perturbation acciden-
telle et douloureuse aucun bénéfice sérieux.

De l'exercice, de l'exercice, encore de l'exercice!
Telle est la formule dont il faut bien se pénétrer si
l'on veut obtenir de la Gymnastique des résultats
vraiment profitables. Avant de songer à se servir uti-
lement de ses muscles il faut les faire; il faut les rendre
capables de répondre à ce qu'on va leur demander.
Il est donc nécessaire tout d'abord de reprendre en
sous-œuvre l'édifice musculaire, d'éliminer les vieux
matériaux, de les remplacer par des meilleurs; alors
seulement on pourra songer à asseoir sur ces bases
soigneusement préparées et capables d'en supporter
les efforts, une éducation méthodique et rationnelle.

Ainsi donc, la courbature provoquée par les premiers
exercices gymnastiques dans des muscles demeurés
depuis longtemps inactifs est une bonne, une excellente
chose. Elle est le témoignage irrécusable de l'élaboration
qui se prépare au sein du système musculaire en vue
de la reconstitution des éléments désormais impropres
à la fonction. Mais, comme des choses les meilleures,
on doit en user modérément. La courbature du début
est nécessaire, il faut savoir s'y soumettre. C'est une
crise à traverser, crise bienfaisante, mais qu'il serait
mauvais de provoquer trop souvent une fois que le corps
est devenu capable des nouveaux efforts qu'on exige.
L'extrême fatigue d'un organe, qui se trouve dans
des conditions physiologiques normales, est en effet
aussi funeste que son inactivité et c'est dans une juste

et régulière proportionnalité entre le travail et le repos que, dans le domaine physique, aussi bien que dans le domaine intellectuel, se rencontre la vérité.

Hélas! Messieurs, cette vérité qui, dans l'état avancé de notre civilisation, devrait être la règle de conduite de chacun, se trouve encore singulièrement méconnue et outragée dans le genre d'existence que mènent la plupart des hommes, dans la vie sédentaire que l'on impose aux femmes et aux jeunes filles et surtout dans les procédés en usage pour l'éducation des enfants.

Précisément à l'âge où les nécessités du développement des organes exigent des exercices multipliés, on parque nos jeunes générations, durant les plus longues heures du jour, dans des études et dans des classes où le moindre mouvement est rigoureusement réprimé. Préoccupés outre mesure de la culture de l'esprit, nos procédés d'éducation méconnaissent presque absolument celle du corps et ils obtiennent ainsi des résultats aussi incomplets au point de vue moral qu'au point de vue physique. L'hébétude physique, à laquelle on condamne nos jeunes gens, engendre en effet plus souvent qu'on ne le pense l'hébétude morale et il est plus d'un écolier, croyez-le, cancre et fruit sec pendant tout le cours de ses études, qu'une bonne éducation gymnastique aurait placé peut-être au premier rang.

Je sais bien, et l'on doit s'en féliciter, que l'on commence à reconnaître les fautes passées. La Gymnastique tend à reprendre sa place dans les programmes des collèges et des pensions. Mais il ne faut pas craindre de

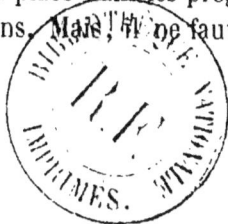

le dire, on n'avance qu'avec une timidité regrettable dans une voie de réformes qu'il faudrait savoir franchement et hardiment parcourir. La Gymnastique scolaire n'est point encore considérée comme un enseignement sérieux ; elle se relègue au rang des distractions utiles. Le peu de temps qu'on y consacre est insuffisant pour les résultats qu'il s'agit d'obtenir. On n'accorde pas à la culture du corps, — et c'est là qu'est la faute, — les soins, la persistance, la conviction, que l'on donne à celle de l'esprit et, si l'on n'y prend garde, les tentatives actuelles aboutiront bientôt à un misérable avortement. — C'est au moins deux heures par jour que, sous la direction de maîtres expérimentés, nos enfants devraient se livrer à l'occupation, du reste toujours récréative, de travailler, de développer, de perfectionner leurs organes. Quelques thèmes grecs ou quelques vers latins en souffriraient momentanément peut-être, mais la santé, la vigueur physique et l'activité intellectuelle elle-même en retireraient un bénéfice qui établirait en peu de temps une avantageuse compensation et les succès de fin d'étude, on peut en être certain, n'en seraient ni moins nombreux ni moins brillants.

Si l'on peut adresser de telles critiques, Messieurs, à l'éducation des hommes telle qu'elle se pratique actuellement en France, que ne peut-on pas dire de celle des femmes ? Un grand nombre d'esprits sont encore trop disposés à croire que l'homme seul a un rôle militant à remplir dans la société et que, par conséquent, à lui seul est nécessaire le développement des forces physiques. Hélas ! on oublie trop que, si l'Ecriture, dans un élan poétique, a pu créer la fable ingénieuse autant que charmante de la femme issue de la chair de l'homme, c'est précisément tout le contraire qui se présente dans la réalité. De là le misérable abandon où on laisse cette créature merveilleusement combinée où éclôt et se développe l'homme lui-même. Le devoir suprême de la femme est la maternité. Et s'il n'est rien dans l'œuvre de la nature de plus sublime, il n'est rien non plus qui, par les tourments et les responsabilités encourues, ne soit plus digne de la sollicitude universelle. C'est le plus grand, mais le plus pénible et le plus dangereux des sacerdoces.

Que fait-on pour disposer la femme à ce dur labeur? Que fait-on pour donner à son organisme si délicat et appelé à une mission si sainte, la vigueur, l'énergie et les proportions nécessaires? — Absolument rien. Et il faut, au milieu de notre civilisation dévoyée, alors que tout dans la vie moderne tend à renverser les lois impérieuses que la nature impose à tout être vivant, que l'épouse accomplisse fatalement son œuvre sans qu'aucune préparation de son corps ne soit venue en aide aux cruelles exigences de cette nature dont on a méconnu les droits. Comptez combien, parmi les femmes des grandes villes, dont la santé et les organes résistent à la maternité? Combien sont capables de soigner et d'allaiter leurs enfants?

On ne saurait donc trop le répéter, Messieurs, il ne s'élèvera que des générations laides, mièvres, exténuées, tant que l'on ne consacrera pas au corps de la femme les mêmes soins que l'on consent enfin à reconnaître comme utiles, comme indispensables même pour les hommes. Voulez-vous des citoyens énergiques? Façonnez avant tout des femmes capables de concevoir, d'enfanter, de nourrir. Maintenant plus que jamais, il ne faut pas l'oublier, nous devons songer à préparer des mères robustes et de mâles nourrices dont le lait soit propice à la formation des soldats. Ce n'est que dans des seins vigoureux que peut germer l'avenir qui doit nous faire oublier Sédan et la capitulation de Metz.

La plupart des nations voisines, Messieurs, qui malheureusement, à trop de points de vue et notamment sous celui de l'éducation et de l'instruction, nous laissent bien loin derrière elles, n'ont pas manqué de comprendre depuis longtemps déjà toute l'importance de la Gymnastique et de la mettre à profit. Depuis plus d'un demi-siècle, sous l'impulsion de Ling, la Gymnastique, en Suède, s'est élevée à la hauteur d'une institution sociale de premier ordre. Le Danemark n'est pas resté en retard et, dans ce petit pays qui, pour tant de choses, pourrait nous servir de modèle, un gymnase est annexé, depuis plus de soixante ans, à chaque école primaire. La Russie, la Suisse, la Belgique, ont suivi ce mouvement et, en Prusse, Jahn, l'apôtre de la régénération nationale par la Gymnastique, est mis au rang des héros. Il y a deux ans à peine, l'Allemagne tout entière envoyait des députations à Berlin pour assister à l'inauguration de sa statue.

La Gymnastique est donc partout en honneur, son enseignement se développe chaque jour et répand de tous côtés son influence bienfaisante. Il n'y a que dans notre pauvre France où l'on puisse trouver un certain nombre d'esprits arriérés qui la considèrent encore

comme utile tout au plus à l'éducation des saltimban-
ques et des acrobates.

Non, Messieurs, la Gymnastique, je crois vous l'avoir
fait déjà toucher du doigt, a un but plus élevé, une
plus noble mission. Je ne m'abuse pas à ce point sur
l'état actuel de nos idées et de notre civilisation, de
désirer voir renaître, grâce à elle, ce culte exclusif de
la force, si honoré chez les anciens. Les temps des
Sanson, des Milon de Crotone, des Polydamas, sont
passés, le nôtre porte ailleurs ses admirations; il n'y a
pas lieu de nous en plaindre. L'athlète au front sur-
baissé, aux muscles exubérants, aux formes trapues
et massives, a troqué l'arène olympique pour les tapis
effrangés d'une baraque de foire, et les poésies subli-
mes qui chantaient ses exploits sont devenues de vulgaires boniments de tréteaux.

Hercule n'est plus. Mais, hélas! il a été remplacé
par l'homme nerveux et grêle, pensant beaucoup et
agissant peu, disciplinant les forces de la nature au
profit de sa paresse, se faisant porter plus volontiers
qu'il ne marche, empruntant le plus qu'il peut des
forces de ses voisins, faisant parade de formes fémi-
nines et mettant sa vanité dans sa faiblesse. L'homme
du cerveau a chassé l'homme du muscle. Eh bien, c'est
contre cette tyrannie successive de deux puissances
faites pour régner ensemble que nous devons nous
élever aujourd'hui avec la plus grande énergie.

Du reste, en dehors même de cette nécessité absolue
pour la santé de relever parmi nous l'enseignement de
la Gymnastique, est-il possible, — malgré les déprécia-
tions prétentieuses qu'essaient de jeter sur elle quelques

débiles discoureurs, — de méconnaître l'utilité et l'ex-
cellence de la force physique? N'est-il pas mille circonstances dans la vie où l'homme intelligent a besoin
de ses muscles, soit pour sa conservation personnelle,
soit pour l'assistance qu'il doit à autrui? Comment, en
effet, repousser une agression brutale; comment inter-
venir au profit de la justice contre la violence; comment se défendre, écarter un obstacle, se risquer dans
une opération de sauvetage, si l'on n'a pas de muscles
ou si l'on ne sait pas s'en servir? Celui qui a négligé
d'entretenir et de perfectionner ces précieux instru-
ments que lui a prodigués la nature, est destiné à se
trouver l'acteur ou le spectateur toujours impuissant
d'événements où sa volonté et son énergie morale seront
mises en opposition avec sa faiblesse. Vouloir et ne pas
pouvoir! Est-il quelque chose de plus pénible et souvent même de plus humiliant?

La force musculaire, gouvernée par un esprit éclairé,
est, comme la force morale, la source d'une possession
tranquille de soi-même, de la patience et de la longa-
nimité. Le caractère tout entier s'en ressent. Le molosse
qui sent sa force ne songe point à en user et il passe,
au milieu des roquets qui le houspillent, avec une ma-
jestueuse indifférence. Ne vous souvient-il pas, Messieurs, que, lorsque nous étions écoliers, les moins
rageurs et les moins belliqueux d'entre nous étaient
généralement ceux qu'une bonne hérédité doublée
d'une bonne éducation physique avait doté de muscles
respectables?

Dans ce calme, dans cette assurance que donne
la force physique se rencontre vraiment le point de dé-
part de qualités morales de premier ordre. Et, après

les désastres que nous venons de subir, est-il inutile de rappeler que la discipline, le courage, l'égalité d'humeur, la facilité à supporter les fatigues et les privations, toutes ces qualités du soldat indispensables au succès des batailles, y puisent leurs premiers éléments?

A tous ces titres donc, on le voit, il est bon d'entretenir et de développer la vigueur physique et c'est à la Gymnastique qu'il faut s'adresser pour obtenir les incomparables résultats qu'elle seule sait procurer. Elle prend l'enfant presque au berceau et, comme un génie bienfaisant, elle le dote de la force, de la souplesse, de la beauté et du courage; elle accompagne l'homme fait dans les diverses conditions de la vie, entretient sa santé et lui assure, bien avant dans sa carrière, les heureux priviléges de la jeunesse; dans le plus grand nombre des maux qui viennent l'assaillir, elle lui fournit des éléments de soulagement ou de guérison toujours inoffensifs et souvent sans rivaux; enfin, et pour la considérer à un point de vue encore plus élevé, elle possède en elle les moyens de régénérer une race, de relever une nation et de devenir ainsi la sauvegarde de l'honneur et de l'indépendance d'un grand pays.

Lorsqu'en 1813, Jahn, l'illustre apôtre de la régénération prussienne par l'éducation gymnastique, passait, accompagné de ses élèves, sous la porte de Brandebourg dépouillée de son char de la Victoire, il leur demandait: A quoi pensez-vous? — Alors, s'ils s'avisaient de mal répondre, il leur disait, en leur appliquant un soufflet sur la joue : — Pensez une autre fois que vous êtes des fils de vaincus et que votre premier devoir, dès que vous serez arrivés à l'âge d'homme, sera d'aller chercher à Paris le char de la Victoire enlevé de la porte de Brandebourg par les Français.

Les leçons de Jahn ont été suivies et nous avons malheureusement pu voir que les enfants de ceux qui ont ramené à Berlin le char de la Victoire ont su marcher sur les traces de leurs pères. C'est, hélas ! à notre tour, Messieurs, de répéter sans cesse à ceux dont nous devons songer aujourd'hui à compléter l'éducation :

Souvenez-vous que vous êtes des fils de vaincus. Souvenez-vous que ce n'est pas seulement un char de la Victoire que vous devez un jour aller chercher à Berlin, mais que ce sont vos richesses, que ce sont vos plus belles provinces, que ce sont vos frères arrachés violemment à la Patrie, que c'est votre honneur enfin qu'il vous faudra bientôt réclamer à vos implacables ennemis. Et, pour mener à bonne fin un aussi dur mais si patriotique labeur, non-seulement élevez vos âmes, réveillez vos courages, mais préparez vos corps aux pénibles épreuves des combats et que le flambeau de la revanche s'allume au milieu d'une nation aussi brillante par la vigueur, par la santé et par la force, qu'elle l'est déjà par l'intelligence et par le cœur.

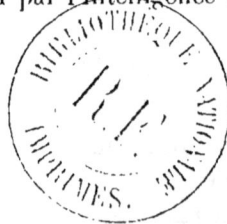

Clermont, typ. Mont-Louis.